Vinka Paola Lino Vásquez

Guía Nutricional para el Paciente Renal

Vinka Paola Lino Vásquez

Guía Nutricional para el Paciente Renal

Plan de alimentación acorde a los diferentes estadíos.

Editorial Académica Española

Publisher:
Editorial Académica Española
is a trademark of
International Book Market Service Ltd., member of OmniScriptum Publishing Group
17 Meldrum Street, Beau Bassin 71504, Mauritius

Printed at: see last page
ISBN: 978-620-0-06004-4

Agradecimientos:

— *A Dios, por la vida, la maravillosa familia que me brinda, la esperanza, la fortaleza y el valor para seguir continuando y lograr alcanzar muchas metas más en mi vida.*

— *A la Facultad de Enfermería "Elizabeth Seton", por brindarme los sabios conocimientos de cada uno de mis docentes durante mi formación académica.*

— *Al Centro de Salud Tolata. por abrirme sus puertas para poder realizar esta investigación.*

— *A todo el personal que me colaboraron durante la elaboración de este trabajo.*

¡MUCHAS GRACIAS!

ÍNDICE

CAPÍTULO 1

CAPÍTULO 2: MARCO TEÓRICO

CAPÍTULO 3: RECOMENDACIONES

CAPÍTULO 4: BIBLIOGRAFIA

CAPÍTULO 1

INTRODUCCIÓN

1.1 Introducción

La salud, como definición de bienestar completo y no solamente ausencia de enfermedades dentro de todas sus esferas; se complementa de manera estrecha con el enfoque nutricional, ya que éste se dedica a la prevención, promoción y protección de personas que se encuentran en un estado de salud aceptable, como también enfermos que requieren apoyo nutricional como: pacientes cardiovasculares, diabéticos, desnutridos, obesos, hepáticos y renales, etc. Las enfermedades crónicas como la renal, constituyen actualmente un importante problema de salud. Se estima que su prevalencia se verá duplicada en los próximos 10 años debido al envejecimiento progresivo de la población y al aumento de otros procesos crónicos como la; Diabetes y la Obesidad.

Para conseguir una adecuada alimentación en la enfermedad renal, es imprescindible manejar correctamente un plan de alimentación acorde a los diferentes estadíos en las que se encuentran los enfermos renales. El organismo obtiene de los alimentos la energía y los nutrientes para poder desarrollar a cabo sus actividades cotidianas; los alimentos una vez ingeridos son transformados, generándose sustancias de desecho, que son eliminadas por el riñón principalmente y por el tracto intestinal. Si el riñón no funciona de manera adecuada éste acumulara productos de desecho que trastornan los niveles normales estas sustancias.

Esta Guía de alimentación ofrece medidas de prevención, que pueden frenar la progresión de la enfermedad renal y mejorar las complicaciones cardiovasculares asociadas, así como recomendaciones que son parte fundamental del tratamiento. Pretende así mismo, darles a los pacientes la oportunidad de consumir una dieta apetecible y atractiva que encaje, en la medida de lo posible, en su estilo de vida.

1

1.2 Justificación

Según la Organización Mundial de la Salud (OMS), las enfermedades crónicas están presentes como una epidemia estimándose que son responsable del 60% de la morbimortalidad de la población mundial (MINISTERIO DE SALUD: 2008).

Diversos estudios indican que los países subdesarrollados soportan en mayor cantidad por dos razones: la falta de recursos humanos y económicos y hallarse en una transición epidemiológico.

La enfermedad renal es un problema de salud pública a nivel mundial, puesto que presenta una elevada morbimortalidad; actualmente 1.200.000 personas en el mundo sobreviven gracias al tratamiento dialítico; donde la incidencia de la Enfermedad renal crónica terminal (ERC – T), se aumento en los 10 últimos años. Estos pacientes conllevan muchos problemas adyacentes a la diálisis como los problemas nutricionales que empeoran su condición.

Los pacientes renales que presentan escaso conocimiento acerca del manejo nutricional adecuado, o que recibe poca información acerca de su alimentación, corre el riesgo de empeorar y deteriorar su condición actual, poniendo en riesgo su salud, ocasionando descompensaciones peligrosas.

En cambio, un enfermo renal con un buen tratamiento nutricional, lograría mejorar su calidad de vida, evitaría complicaciones concomitantes con el tratamiento dialítico, disminuyendo el progreso de su enfermedad.

Con el objetivo principal de un manejo adecuado nutricional es que se vio la necesidad de presentar una guía alimentaria que contenga todos herramientas idóneas relacionadas con a la enfermedad renal y en programa de diálisis.

CAPITULO 2

FUNDAMENTACIÓN TEÓRICA

2.1. Enfermedad Renal

Las enfermedades renales se manifiestan tanto a través de datos clínicos y de laboratorio; estos se basan en el aumento de las concentraciones séricas de urea y creatinina. Los datos clínicos más frecuentes incluyen la presencia de edemas, hipertensión arterial, palidez cutánea y mucosa, prurito y alteraciones en la micción:

- Poliuria de 3 – 5 litros en 24 horas
- Oliguria de 30 – 400 ml en 24 horas
- Anuria: 50-200 ml en 24 horas (2009: MONTORO).

La enfermedad renal se produce cuando los riñones no son capaces de filtrar adecuadamente las toxinas y otras sustancias de desecho de la sangre.

2.1.1 Enfermedad Renal Crónica

La enfermedad renal crónica (ERC) se define como la pérdida progresiva, permanente e irreversible de la tasa de filtración glomerular a lo largo de un tiempo indeterminado, en ocasiones años, expresada por una disminución del aclaramiento de creatinina estimado < $60 \text{ ml/min}/1,73 \text{ m}^2$, porque implica la perdida de al menos la mitad de la función renal, lo que ya se asocia a complicaciones.

La presencia del daño renal persiste durante al menos 3 meses, secundario a la reducción lenta, gradual y definitiva del número de nefronas con el consecuente síndrome clínico derivado de la incapacidad renal para llevar a cabo funciones depurativas, excretoras, reguladoras y endocrinometabólicas (CARRACEDO 2006: 637)

2.1.2 Clasificación de la ERC

Según las guias KDOQI, la enfermedad renal crónica se clasifica en:

Tabla N° 1

Clasificación KDOQI

Estadio 1°	FG> o = 90	Daño renal con FG normal
Estadio 2°	FG: 60-89	Daño renal y ligero descenso del FG
Estadio 3°	FG: 45-59	Descenso ligero – moderado del FG
Estadio 3B°	FG: 30-44	Descenso moderado del FG
Estadio 4°	FG: 15-29	Descenso grave del FG
Estadio 5°	FG: < 15	Pre diálisis
Estadio 5D°		Diálisis

Fuente: Elaboración propia

2.1.3 Factores de riesgo

Primarios: edad mayor a 65 años, factor genético, bajo peso al nacer, raza.

Secundarios: diabetes, hipertensión arterial, enfermedades autoinmunes, infecciones sistémicas, infección del tracto urinario, cálculos urinarios, tabaquismo, intoxicaciones, hemorragias masivas, deshidratación (FLORES 2009: 144).

2.2. Fundamentos Fisiopatológicos del trastorno en pacientes en HD

La toxicidad urémica se debe a la escasa o nula eliminación renal de solutos. En los pacientes renales en HD el aclaramiento de estos solutos está relacionado con:

- La área y eficacia depuradora de la membrana de diálisis
- Los flujos de sangre y líquido de diálisis
- El tiempo de duración de la sesión de diálisis.

2.3. Principales trastornos fisiopatológicos en HD

2.3.1 Hiperkalemia

El Potasio es el catión de mayor presencia en el espacio intracelular (98 %) y en el espacio extracelular (2 %). La homeostasis del potasio resulta de la excreción renal y la regulación de su transporte tanto dentro y fuera de la célula, los principales reguladores son la insulina, las catecolaminas, el estado ácido base y la osmolaridad sérica. Del potasio ingerido diariamente se elimina entre el 80 – 95% vía urinaria y 5 – 20% por la vía fecal. Cuando el índice de filtración glomerular (IFG) desciende a menos de 15 ml/minuto disminuye la excreción renal de potasio, resultando primordial la intervención nutricional tomando en cuenta la reducción de la ingesta de potasio en la dieta. Los pacientes con escasa o ninguna función renal, sobre todo los anúricos son propensos a desarrollar Hiperkalemia, en casos severos, puede precipitar arritmias fatales. La concentración de potasio en el líquido de diálisis varía entre 1 – 3 mEq/L, en función de la situación del paciente y los niveles séricos de potasio. Es importante mencionar además las pérdidas de potasio por las heces y para ello debe realizarse controles de las deposiciones diarias de los pacientes. Frente a un paciente con hiperkalemia persistente en HD se debe preguntar si existe ingesta oral de potasio, uso de fármacos, pérdidas sanguíneas por deposiciones, estado de acidosis entre otras (SEQUERA 2010).

2.3.2 Hipervolemia y Sodio

Por la pérdida de la función renal y la incapacidad del organismo de poder regular su medio interno, en los pacientes con ERC en HD, tiende a producirse ganancia de volumen con aumento del agua corporal total tanto del compartimento intracelular como del extracelular, en síntomas y signos clínicos como disnea, ortopnea, edema, ingurgitación yugular, hipertensión arterial, situaciones graves de edema pulmonar agudo y compromiso del sistema nervioso central.

El sodio en sesiones de hemodiálisis oscila entre 135 – 145 mEq/L, y la concentración utilizada dependerá de las condiciones del paciente, ya sea del agua corporal total, de la presión arterial y sobretodo de la ganancia de peso en cada sesión de hemodiálisis. Durante la HD se debe extraer el agua y la sal acumuladas entre las sesiones. Ya que el sodio es muy importante en la estabilidad cardiovascular es necesario establecer un balance dialítico exacto para evitar efectos adversos (CARBAJAL 2013: 81).

2.3.3 Inflamación

El principal fenómeno fisiopatológico que acompaña a la inflamación se da en la fase aguda y está asociado a un aumento de la actividad de citoquinas proinflamatorias. Entre estas, el factor de necrosis tumoral no sólo origina procesos catabólicos generando degradación proteica y supresión de la síntesis de proteínas sino también induce a anorexia. La disminución del apetito está asociada con niveles aumentados de marcadores inflamatorios en pacientes en HD. En el paciente con ERC – T la síntesis de albúmina está suprimida cuando los niveles de proteína C reactiva se encuentran elevados. La inflamación puede ocasionar una hipocolesterolemia, un factor de riesgo de mortalidad en pacientes en HD. Los procesos inflamatorios pueden originar la proliferación y la penetración de células inflamatorias en pequeñas arterias, incluyendo arterias coronarias que llevan a una ateroesclerosis, estenosis de vasos sanguíneos y posteriormente a una enfermedad coronaria u otras de tipo vascular. La anemia está relacionada también con procesos inflamatorios en pacientes en HD, reflejado por un aumento de los niveles séricos de proteína C reactiva.

El tipo de alimento consumido influye también en el proceso inflamatorio del paciente en HD, porque se ha observado que el aumento del consumo de alimentos procesados sometidos a temperatura altas por tiempo prolongado desarrollan productos finales de Glicación (AGEs) y productos finales de Lipoxidación (ALEs) como consecuencia de la reactividad de los Hidratos de Carbono, proteínas, lípidos y otros componentes. La ingesta elevada de AGEs y ALEs contribuyen a un acumulo en el organismo e influyen negativamente en el sistema inmunológico, la respuesta inflamatoria y la resistencia a la enfermedad a través de la interacción con los mismos. Los cambios en el estilo de vida tales como menos actividad física, estrés y la modificación del consumo de alimentos naturales no procesados a alimentos procesados ricos en calorías, con una reducción en la ingesta de fibra vegetal, antioxidantes, ácidos grasos poliinsaturados (PUFAs) de la serie Omega 3, la abundante ingesta de ácidos grasos saturados y ácidos grasos trans. El elevado consumo de alimentos de alto índice glicémico (IG): productos azucarados y con elevado contenido en almidones. Los procesos industriales que tienen como objetivo hacer que los alimentos sean más seguros, más aromáticos y con más color, tales como el calentamiento (reacción de Maillard), la irradiación y la ionización, contribuyen de manera significativa a la producción y acumulación en el cuerpo de AGEs y ALEs.

En pacientes con ERC moderada tienen concentraciones aumentadas de radicales libres de glicación en el plasma hasta 5 veces, en pacientes con ERC – T alrededor de 18 veces y aquellos que están en HD aumentan 40 veces. En enfermedades como la DM, enfermedad vascular y ERC; todas ellas pudieran lograr una reducción en los marcadores de inflamación y disfunción vascular, cuando se suministra una dieta baja en AGEs (OPAZO 2010: 7).

2.3.4 Acidosis Metabólica

El riñón favorece a un adecuado balance del ión hidrogeno reabsorbiendo cantidades adecuadas de bicarbonato filtradas, excretando iones hidrógeno y generando nuevo bicarbonato para reponer el que se eliminó. En la ERC – T existe acidosis por incapacidad de eliminar los ácidos producidos en el metabolismo. La acidosis metabólica fue identificada como estímulo importante del catabolismo proteico, además induce a la resistencia a la insulina, desmineraliza los huesos, disminuye la sensibilidad a la PTH y a la concentración sérica de calcio y compromete el crecimiento en los niños. La toxina urémica afecta la oxidación del nitrógeno en la uremia.

Se produce alteración del equilibrio ácido-base por pérdida de bicarbonato e incapacidad de generar acidez titulable y amonio. En la acidosis metabólica disminuye el pH en la sangre, bajo 7,1 es incompatible con la vida, el valor normal del pH sanguíneo está entre 7,35 – 7,45.

Se debe llevar la bicarbonatemia a valores normales: 22 – 24 mEq/l para corregir la acidosis. La hemodiálisis convencional es un tratamiento intermitente, por ende no existe un equilibrio estable día tras día de las reservas de álcali y de bicarbonato sérico. La concentración de este ión aumenta rápidamente a medida que se entrega álcali durante la diálisis y disminuye gradualmente entre un tratamiento y otro, debido a que se consume durante la producción ácida endógena.

La fluctuación en la concentración de bicarbonato sérico puede ser de hasta 7 a 8 mEq/l, desde la finalización de un procedimiento hasta el comienzo del siguiente. Por convención el bicarbonato se mide pre diálisis, lo ideal es medir el valor pre diálisis en su punto mas bajo 68 a 70 hrs después del último tratamiento.

La concentración sérica de bicarbonato está determinada por 3 factores:

1. Prescripción específica de diálisis.
2. Tasa diaria de producción acida endógena.
3. Cantidad de fluido retenido entre tratamiento.

La producción ácida titula las reservas corporales de álcali entre tratamientos y la retención de fluidos la diluye. Existe una correlación inversa entre la tasa de catabolismo proteico y la concentración de bicarbonato sérico pre diálisis.

Causas de Acidosis metabólica en ERC – T:

1. Con brecha aniónica mayor:
   Cetoacidosis diabética, Acidosis Láctica, Cetoacidosis alcohólica, Ingestión de toxinas (alcohol metílico, salicilatos, etc.), Hipercatabolismo, alta ingesta proteica, alta retención de fluidos entre tratamientos.
2. Con brecha aniónica sin cambios:
   Pérdida gastrointestinal de álcali: diarrea.

2.3.5 Alteraciones Hematológicas en HD

Uno de los problemas clínicos de la ERC – T es la anemia. Causada por la disminución de la producción de la hormona eritropoyetina (EPO) que normalmente se sintetiza por los riñones sanos. La función de esta hormona es estimular la hematopoyesis. La Eritropoyesis requiere una provisión adecuada de hierro.

El tratamiento con EPO puede disminuir las reservas corporales de este mineral, de modo que por lo general se requiere suplementación. También se debe asegurar un adecuado suplemento de Ácido Fólico y Vitamina B^{12} para disminuir la resistencia al tratamiento con EPO. La deficiencia de hierro en los pacientes en HD también se asocia con la pérdida de sangre a través del dializador, sangre oculta en las heces y la necesidad frecuente de recolección para pruebas de laboratorio. La deficiencia se estima mediante la evaluación del hierro sérico y por los niveles de ferritina y porcentaje de saturación. La absorción de hierro por vía intestinal es insuficiente más aún en los pacientes con DM de ahí la importancia de aporte de Hierro por vía parenteral para alcanzar niveles adecuados de depósito.

Los valores hematológicos de varias vitaminas hidrosolubles se encuentran disminuidos ya sea por las pérdidas dialíticas y/o una inadecuada ingesta dietética. La deficiencia de Vitamina B^{12}, B^{6} y ácido fólico se asocia con niveles séricos elevados de homocisteina, la cual es un potente agente ateroesclerótico y sus niveles plasmáticos elevados se correlacionan con enfermedad vascular precoz. Los pacientes con ERC presentan altas tasas de morbimortalidad debido a ateroesclerosis.

Si la concentración de homocisteina se halla elevada, puede ser causada por la deficiencia de cualquiera de las enzimas o cofactores del metabolismo de la metionina. Las vitaminas B^{12}, B^6 y ácido fólico actúan como cofactores en esas reacciones enzimáticas. En pacientes con ERC el suplemento principalmente de ácido fólico es capaz de reducir aunque no de normalizar las concentraciones plasmáticas de homocisteina.

1. **Pérdidas de nutrientes en el dializado en HD:**

   Pueden ser un factor importante de desnutrición, se pierde principalmente aminoácidos (a.a.), proteínas y vitaminas hidrosolubles. En cada sesión de HD de bajo flujo se pierde 5 a 8 g de a.a. libres y 4 a 5 g de a.a. ligados. Las variaciones del área de superficie de las diferentes membranas dializadoras y de las velocidades del flujo sanguíneo podrían influir en las pérdidas de a.a. en el dializado. La reutilización de los filtros y su procesamiento con sustancias químicas como el hipoclorito de Na puede provocar un aumento en las pérdidas proteicas debido al aumento de la permeabilidad de las membranas. La sangre retenida en el filtro se estima entre 5 a 10 ml lo que puede corresponder a una pérdida proteica de 0,6 a 1,4 g por sesión de HD, las cuales pueden verse aumentada por filtros obstruidos o con fugas.

   Las pérdidas de Vitaminas Hidrosolubles en HD no son grandes, esto se debe al hecho que las concentraciones plasmáticas de estas son pequeñas y sus pesos moleculares son elevados. Las mayores pérdidas son de vitaminas B^1, B^2, y B^6, B^{12}, de Vitamina C y Acido Fólico. Las pérdidas de Vitaminas hidrosolubles en el dializado pueden compararse con las que tienen normalmente por medio de la orina. La suplementación oral es necesaria además por la baja ingesta de verduras y frutas crudas, y el remojo y la cocción de los alimentos que utiliza para reducir su contenido de K+ y P+.

2. Mal nutrición y Balance Nitrogenado en HD

La malnutrición calórico – proteica y la emaciación son comunes en el paciente en ERC-T y aunque los procedimientos asociados a la terapia dialítica, como bio – incompatibilidad de la membrana y pérdida de nutrientes, pueden contribuir a la malnutrición, ésta es común incluso antes del inicio de la terapia de reemplazo renal (TRR).

De causa multifactorial, comprende alteraciones en el metabolismo proteico energético, alteraciones hormonales e ingesta alimentaria deficiente, debido principalmente a la anorexia, náuseas y vómitos asociados a estados de toxicidad urémica. Varias enfermedades como la DM y la enfermedad vascular difusa (caquexia vascular), así como las afecciones superpuestas (pericarditis, infecciones, insuficiencia cardiaca congestiva) pueden contribuir a la desnutrición.

La caquexia en ERC – T está caracterizada por el catabolismo proteico. La síntesis de proteínas se mantiene sin cambio mientras que la degradación proteica está aumentada. Las complicaciones asociadas a ERC – T incluyendo acidosis metabólica, resistencia a la insulina, inflamación y aumento de la producción de glucocorticoides y angiotensina II, todos activan el sistema ubiquitín proteasoma provocando la degradación de proteínas musculares.

Existen dos formas de malnutrición en pacientes en diálisis: una maligna, esencialmente causada por la inflamación o Síndrome de malnutrición e inflamación (MIA), asociada a un pobre resultado clínico y otra más benigna sin componentes inflamatorios asociados y con poca o ninguna importancia en el resultado clínico.

La acidosis metabólica que conduce a un balance de nitrógeno negativo, debido a que provoca un aumento en la degradación de las proteínas, una mayor oxidación de aminoácidos esenciales y la reducción de la síntesis de albúmina.

Principales causas de malnutrición en ERC-T:

- Pérdida del apetito, anorexia e ingesta de alimentos insuficiente.
- Alteraciones en el patrón amino – acídico (reducción de la tasa de a. a. esenciales, no – esenciales, niveles bajos de a.a. ramificados: valina, leucina, isoleucina, alto nivel de triptófano (a.a. aromático)).
- Alteraciones hormonales: resistencia a la insulina, hiperglucagonemia, hiperparatiroidismo secundario (HPS), alteraciones en el eje hormona de crecimiento – factor de crecimiento similar a la insulina.
- Aumento de las concentraciones sanguíneas de citoquinas (p. ej., factor de necrosis tumoral alfa.

Causas secundarias de malnutrición en ERC – T:

- Depresión.
- Inadecuado estado dental.
- Factores Socioeconómicos.
- Inmovilidad y reducida habilidad para proveer alimentos (LOPEZ 2002: 6).

2.3.6 Diabetes en HD

La Diabetes Mellitus (DM) es la primera causa de ERC – T. Se debe considerar que sus complicaciones acompañan a los pacientes en HD: retinopatía, neuropatía, nefropatía, enteropatía (gastroparesia diabética) micro y macroangiopatías. Es importante mantener un buen control de la glicemia para evitar la aparición de estas complicaciones en caso de que aún no aparezcan y evitar su avance en caso de que estén presentes al momento de ingreso a HD.

La nefropatía puede además manifestarse como síndrome nefrótico, lo que implica una pérdida importante de proteínas por la orina, por ello es de vital importancia evitar esta pérdida con medidas farmacológicas y optimizar el aporte proteico con proteínas de alto valor biológico (AVB).

La morbimortalidad es mayor en los pacientes diabéticos en HD en comparación con los pacientes no diabéticos; siendo las causas principales de mortalidad las enfermedades cardiovasculares y las infecciones. En los pacientes diabéticos una vez diagnosticada la ERC – T se recomienda iniciar precozmente la diálisis debido a que la función renal se deteriora rápidamente y la HTA se asocia a una aceleración rápida de la retinopatía diabética.

2.3.7 Sobrepeso y Obesidad en HD

La obesidad y el sobrepeso se asocian con un aumento en la morbimortalidad específicamente en el síndrome metabólico y la DM y en la población general. Es también un factor de riesgo para padecer ECV, AVE e insuficiencia cardiaca y además se encuentra asociada a un aumento en las citoquinas proinflamatorias y stress oxidativo.

2.3.8 Dislipidemia en HD

La alteración más común es la hipertrigliceridemia, que afecta a más de la mitad de los pacientes; por el contrario la hipercolesterolemia es significativamente menos frecuente.

En la población en HD, el patrón más frecuente es la elevación de TG y VLDL, siendo el HDL a menudo bajo. Los niveles de LDL suelen ser normales o bajos, y los de colesterol total pueden estar elevados, normales o disminuidos.

Los niveles de Lipoproteínas están elevados con frecuencia, siendo un factor de riesgo de arteriosclerosis. Entre los mecanismos fisiopatológicos, propuestos para explicar estos cambios, tiene un papel relevante la disminución de la actividad de la Lipoproteinlipasa

(LPL) y la disminución del catabolismo de las VLDL, lo que conduce a un aumento de los TG y la disminución de HDL.

Los pacientes en HD crónica mantienen un patrón lipídico similar al de los enfermos con ERC no dializados y aunque algunos estudios longitudinales muestran que la HD periódica no produce variaciones en el metabolismo lipídico, los cambios del status nutricional y algunas innovaciones incorporadas a la HD en la última década, pueden modificar la prevalencia y características de las dislipidemias descriptas históricamente (OPAZO 2010: 13).

2.3.9 Metabolismo Óseo Mineral en HD

Las alteraciones del metabolismo óseo afectan prácticamente a todos los pacientes con tratamiento de sustitución renal y ya son detectables desde la pérdida del 50% IFG. En la a ERC sobrevienen alteraciones del equilibrio del Ca+, P+ y del metabolismo de la vitamina D. La homeostasis del Ca+ depende de la interacción de varios órganos (intestino, hueso y riñón), hormona Paratiroides (PTH) y vitamina D. La PTH participa en la regulación de la excreción renal de Ca+ y el remodelado óseo. A medida que disminuye la función renal disminuye la absorción intestinal de Ca+, sobreviene la hipocalcemia y como respuesta se altera la activación de la vitamina D.

2.3.10 Enfermedad de alto recambio

Dentro de ella se encuentran:

- Enfermedad ósea mixta
- Osteítis fibrosa y el Hiperparatiroidismo.
- Déficit de hidroxilación a nivel renal implica falta de Vit.D activa, bajan los niveles de Ca plasmático, lo que estimula la liberación de PTH que reabsorbe Ca y P+ del hueso desmineralizándolo. La incapacidad de excretar el exceso de P+ y en

consecuencia la hiperfosfemia contribuye a disminuir los niveles de Ca+ sanguíneo potenciando aún más el HPS.

Enfermedad ósea mixta

Con elementos de alto y bajo recambio, mineralización anormal y volumen óseo variable.

En estos pacientes se debe:

1. Controlar el P+ sérico
   a) Dieta sin exceso de P+ y proteínas (no >0.8 g de proteína/K de peso corporal)
   b) Asegurar una diálisis adecuada y no inferior a 4 h. (más tiempo siempre será beneficioso)
   c) Utilizar adecuadamente los quelantes de P+ disponibles comenzando por el Carbonato de Ca+ y/o Acetato de Ca+, se debe utilizar solo excepcionalmente de forma controlada y en lo posible limitada en el tiempo el Hidróxido de Aluminio.
2. Se ha publicado estudios con un nuevo polímero captor de P+ que no aporta Ca+ ni Aluminio, es el Sevelamer, que puede ser de gran utilidad en el tratamiento de la hiperfosfemia.
3. Indicar el uso de metabolitos activos de la Vit.D3. La administración oral o intravenosa, de forma intermitente, de metabolitos de la Vit.D (pulsoterapia) parece más eficaz que la oral continua para reducir los valores séricos de PTH.

Habitualmente se necesita una dosis mayor por vía oral que por vía intravenosa para obtener el mismo efecto. Si se usa la vía oral, la administración nocturna es aconsejable para reducir el riesgo de hipercalcemia.

2.3.11 Enfermedad de bajo recambio

Dentro de esta se encuentran la Osteomalacia y la Enfermedad Ósea Adinámica.

La osteomalacia se caracteriza por bajo recambio óseo, mineralización anormal y volumen óseo variable. La Enfermedad Ósea Adinámica se caracteriza por bajo recambio óseo, mineralización normal y volumen óseo disminuido.

En la enfermedad de bajo recambio se debe:

1. Evitar el uso de metabolitos de la Vit.D.
2. Controlar el contenido de Ca+ del dializado y el uso de quelantes de P+ que contienen Ca+.
3. Evitar todo aquello que pueda significar una supresión excesiva de PTH.

La prevalencia de los tipos de OR ha cambiado en las últimas décadas; la enfermedad de alto recambio ha disminuido; mientras que la enfermedad de bajo recambio ha aumentado en la población en diálisis. Este cambio epidemiológico se explica por diferentes factores, relacionados a cambios poblacionales: (aumento de la edad, DM de los pacientes renales) y cambios en la terapia (uso de vitamina D y quelantes de fosfatos basados en calcio) (OPAZO 2010: 18).

2.4 Nutrición en patologías renales

2.4.1 Síndrome Nefrótico

El síndrome nefrótico se caracteriza por la aparición de proteinuria intensa > 3.5 gr./ 1. 73m^2/dia, hipercolesterolemia, hipoalbuminemia y edema. Esto se debe al paso anormal de las proteínas plasmáticas hacia el espacio de Bowman, consecuencia de un aumento en la permeabilidad de la membrana capilar glomerular producida por diferentes causas.

Las pérdidas de proteínas con la orina pueden ser masivas (> a 25 gr/día). La albumina es la que se pierde en mayor cantidad, pero también pueden eliminarse las proteínas plasmáticas (transferrina, inmunoglobulinas, etc), así como proteínas de tejidos corporales, especialmente de musculo y cartílago. Si persisten pérdidas protéicas grandes aparecerán edemas acompañadas de retención hídrica e hipernatremia.

En pacientes nefróticos la hiperlipidemia se da sobre todo en aquellos con proteinuria masiva, con una mayor incidencia en enfermedad cardiaca coronaria.

Medidas nutricionales

- Mantener una ingesta calórica adecuada que deben calcularse según las necesidades individuales, recomendando no imponer restricciones calóricas, excepto en casos donde se requiera pérdida de peso, ajustando el aporte calórico
- La ingesta proteica debe prescribirse de 0,8 a 1 gr/kg/día, para el adulto con niveles normales de creatinina a fin de compensar las pérdidas urinarias excesivas, permitiendo la reposición de las proteínas. Si existe malnutrición y la función renal es buena, puede aumentarse el aporte proteico, esto estimula la síntesis de albumina, con el riesgo de producir proteinuria por el aumento de la permeabilidad glomerular. Se recomienda 60 a 75% de proteínas de alto valor biológico (AVB) como: leche, carne, pescado y huevos. En el caso de una diminución de la filtración glomerular (FG), se debe determinar la cantidad de proteína perdida en orina y reponer cada gramo perdido.
- Restringir la ingesta de sodio 60 a 90 mEq/día (1gr equivale a 45 mEq de Na) pare evitar edemas e hipertensión por su retención (MOREIRA 2015: 266).

2.4.2 Enfermedad Renal Aguda

Se manifiesta con un aumento rápido de la creatinina o una disminución de la diuresis debito a un deterioro súbito de la FG, puede ser oligúrica o no, cuando la diuresis en menor a 400ml/día; fisiopatológicamente pueden ser: prerrenal, intrínseca o postobstructiva, siendo la prerrenal la más frecuente.

El manejo nutricional depende de la función del tracto gastrointestinal, del volumen diario de la diuresis, y el uso de diálisis o no en el tratamiento. Actualmente se permite una ingesta elevada proteínas si el uso de la diálisis es precoz.

No es necesario la restricción de líquidos, si la falla renal no es oligúrica, pero, en pacientes oligoanúricos, es necesario restringirlos; y su aporte debe limitarse a las perdidas insensibles y orina. También deben ser limitadas en pacientes con: edemas, insuficiencia cardiaca congestiva. La nutrición parenteral (NPT), puede ser necesaria en pacientes que presentan oligoanuria.

Por su efecto ahorrador de proteínas, el aporte calórico debe ser 35 – 45 kcal/kg en el adulto y en niños 50 – 75 kcal/kg.

Para disminuir la presencia de urea es necesario reducir la ingesta de proteína. Es recomendable proteínas de AVB de 0,6gr/kg en adulto y en diálisis de 1 – 1,5 gr/kg. En pacientes con dificultad para la alimentación oral se sugiere NPT para el aporte de aminoácidos esenciales. En pacientes en estado hipercatabólicos como: quemaduras, postoperados o mal nutridos es necesario un mayor aporte de proteínas planteando diálisis desde un principio.

El aporte de sodio para pacientes oligúricos debe ser de 2 – 2,5gr/día. En pacientes poliúricos con prescripción de diuréticos debe reponerse las pérdidas de sodio.

Puede aparecer Hiperpotasemia a pesar de su restricción en casos de: acidosis, transfusiones de sangre e hipercatabolismo limitándose su aporte a 60mEq/día

Se recomienda limitar el consumo de fosforo a <800mlg/día, como también limitar la ingesta de compuestos excesivos de magnesio (MOREIRA 2015: 268).

2.4.3   Enfermedad Renal Crónica

Es el deterioro irreversible y persistente de la FG, con la pérdida progresiva de nefronas, produciéndose la disminución de la tasa de aclaramiento de la creatinina con su aumento de ésta en la sangre. El FG en adultos normales es de unos 120ml/min. Cuando el FG es < 10ml/min. es necesario trasplante renal o diálisis.

El tratamiento nutricional tiene como objetivo:

-   Evitar los estados de malnutrición frecuentes en enfermos renales.
-   Disminuir el acumulo de productos tóxicos, evitando la progresión de la enfermedad renal.

Estos objetivos deben cumplirse siempre y cuando no comprometan la situación nutricional del paciente puesto que su deterioro produce un hipercatabolismo, empeorando su salud por acumulo de toxinas urémicas.

Agua

Existe una disminución en la capacidad del manejo del agua en ERC, esto debido a los trastornos de concentración y dilución. Los aportes de líquido mayores a la capacidad de excreción de agua por el riñón, pueden provocar hiperhidratación, hiponatremia y edemas. De la misma manera existe disminución de la capacidad máxima de concentración urinaria, por lo que un aporte de líquido menor a 1,5lt. produciría deshidratación. Así mismo puede ser perjudicial la restricción excesiva de agua para el riñón por producir liberación de vasopresina que es capaz de producir disminución del FG y actuar sobre la forma progresiva de la ERC como factor adicional. Ingesta líquidos debe ajustarse según el estado cardiovascular del paciente.

Aportándose una cantidad igual a la diuresis, más 500 ml por perdidas insensibles. Pero debe restringirse el aporte de líquidos en la hiponatremia, en insuficiencia cardiaca y en hipertensión junto a la reducción de la ingesta de sal.

Sodio

Existe un deterioro en la capacidad para excretar o ahorrar sodio, por lo cual los aportes deben ajustarse a la necesidad de cada paciente. En los pacientes estables y con volumen circulante adecuado debe darse un aporte de sodio que iguale pérdidas urinarias en 24 horas.

En ERC se recomienda ingerir 60 a 90 mEq/día, sabiendo que se pierde la mínima cantidad por la orina de 20 a 30 mEq. En pacientes con edemas o hipertensión reducir la ingesta de sodio a 2-3gr/dia.

Potasio

Mientras exista el correcto volumen de orina, los niveles de potasio suelen mantenerse dentro de lo normal. No suele ser necesario la reducción de potasio antes de la diálisis, a no ser que exista hiperpotasemia. Se sugiere restringir su aporte a 40-70 mEq/dia, pero si el FG es menor de 20 ml/min no superar los 40 mEq/dia. Asimismo existe un riesgo de hiperpotasemia en situaciones de acidosis u oliguria.

Equilibrio acido-base

La reducción de las nefronas condiciona una dificultad progresiva para mantener el equilibrio acido-base, lo que lleva a una acidosis, la cual puede producir hiperpotasemia, incremento del catabolismo proteico, aumento de la secreción de hormona paratiroidea, disminución de la unión de la insulina con su receptor y progresión de la lesión renal por la acción con el intersticio.

El manejo de una dieta hipoproteica y la utilización de quelantes de fosforo ayudan en el control de la acidosis, así como la administración de bicarbonato sódico oral.

Calorías

Las calorías en ERC deben ser adecuadas para evitar aumentos del catabolismo proteico, esto debido a que en situaciones de déficit calórico el organismo "quema" proteínas para obtener energía. El aporte recomendable es de 35-50 kcal/kg/dia.

Proteínas

Se emplea una dieta hipoproteica en pacientes con ERC con dos objetivos: disminuir la sintomatología urémica e influir de manera positiva a la progresión de la enfermedad.

- Cuando el FG es >25ml/min, no es necesario restringir el aporte proteico.
- Si el FG es <25ml/min, se indicada restringir el aporte proteico a 0,6gr/kg/dia esto para controlar la acumulación de productos de desecho.
- Si existe proteinuria, debe agregarse al aporte proteico diario una cantidad igual a las perdidas por la orina.

Las proteínas deben ser superior al 50% de AVB como la carne, huevos, el pescado, y lácteos. Asimismo pueden haber aporte de 0,3 gr/kg/día de proteínas, con suplementación de hidrolizados nutricionales. Pero puede haber la posibilidad de realizar balances nitrogenados negativos por las dietas hipoproteicas.

En pacientes diabéticos con ERC el disminuir el aporte proteico resulta beneficiosa, lo cual requiere un aumento de la ingesta de grasa y hidratos de carbono (HC). Se aconseja incluir HC simples como azúcar, gelatinas, frutas azucaradas controlando su aporte y distribuyendo acorde a cada paciente.

Es fundamental el fraccionamiento de la dieta y composición de los alimentos.

Hidratos de carbono

Los hidratos de carbono deben aportar el 50 – 60% de la energía, y debido a la disminución en el catabolismo de la insulina y a la resistencia periférica, se producen anomalías en el metabolismo de hidratos de carbono. En la dieta hipoproteica, las proteínas solo aportan 7% de las kilocalorías necesarias. El restante debe provenir de las grasas e hidratos de carbono. Las calorías aportadas por los hidratos de carbono deben provenir preferentemente a expensas carbohidratos complejos, que producen menos elevación de triglicéridos que los azucares simples.

Lípidos

Representan del 30 – 35% de las kilocalorías. Un 20% de las grasas aportadas deben ser saturadas, la tercera parte poliinsaturadas y el resto monoinsaturadas. En este tipo de pacientes renales, existe una redistribución del colesterol y un aumento de los triglicéridos, desde las lipoproteínas de alta densidad hasta las de baja, debido al aumento de su síntesis ya una disminución del catabolismo.

Fósforo y calcio

La restricción de alimentos ricos en fosforo es necesaria para prevenir un hiperparatiroidismo secundario, presentes en la ERC, puesto que se demostró una disminución en el progreso de la enfermedad renal en pacientes tratados con dieta hipoproteica y una restricción intensa de fosforo. Se debe de tener en cuenta que lo mas importante del fosforo son las proteínas, recomendando un aporte dietético de 0,6 – 0,9 g/día.

En los enfermos renales puede producirse hipocalcemia por el aumento de fosfatos y la alteración de la producción de $1,25 - (OH)_2 - D_3$. Las sales de calcio usadas como quelantes pueden satisfacer las necesidades de calcio del enfermo renal.

Magnesio

Se debe evitar su ingesta fuera de la dieta, puesto que en pacientes renales el magnesio se acumula (CARBAJAL 2013: 6 – 14).

2.5 Nutrición en pacientes con diálisis

Alrededor del 30 – 70% de los pacientes en diálisis se encuentran malnutridos, además, que, el estado de nutrición de un paciente en diálisis es un importante predictor de morbimortalidad; incluso, existe una correlación entre malnutrición antes de empezar la diálisis y mortalidad después de ésta. Esto se ha comprobado para distintos parámetros de malnutrición, incluyendo niveles de albúmina, prealbúmina, colesterol, BUN y creatinina bajos, masa magra y valoración general subjetiva.

Estos problemas de malnutrición, inflamación en individuos con enfermedad renal terminal han motivado el desarrollo de una nueva terminología.

2.5.1 Causas de malnutrición en pacientes con diálisis

La malnutrición en los pacientes de diálisis influyen factores relacionados con la uremia, enfermedades recurrentes y la propia diálisis, que pueden dar lugar a disminución de la ingesta, aumento del catabolismo y pérdidas de nutrientes.

El principal desencadenante de la malnutrición de los pacientes en diálisis es la disminución de la ingesta, de causa multifactorial, aunque juega un papel importante la uremia. Recientemente se ha atribuido a los niveles elevados de leptina, la hormona anorexígena, debido a un aclaramiento renal disminuido. También las restricciones dietéticas hacen a la comida menos atractiva; entre estas destacan dieta sin sal y pobre en potasio, con restricción en la ingesta de líquidos. La dieta de los pacientes en diálisis peritoneal suele ser más libre, al ser una diálisis continua.

La dispepsia causada por la polimedicación, la disgeusia de la uremia y la gastroparesia, especialmente en diabéticos, también entorpecen con una buena alimentación.

Otras alteraciones digestivas incluyen una menor secreción de ácido gástrico, reflujo gastroesofágico, un grado leve de insuficiencia pancreática con malabsorción de grasa. La distensión abdominal y la absorción continua de glucosa del peritoneo contribuyen a la anorexia en pacientes en diálisis peritoneal. La ingesta de los pacientes en hemodiálisis suele disminuir en los días de la sesión de diálisis debido a transportes, y malestar post-diálisis. La depresión y falta de acceso a una nutrición adecuada también son motivos para una malnutrición.

Las complicaciones de las propias técnicas de diálisis (infecciones y trombosis del acceso vascular en hemodiálisis y la peritonitis en diálisis peritoneal), durante las cuales disminuye la ingesta y se produce un estado de hipercatabolismo. En caso de peritonitis se ve agravado por el gran aumento de las pérdidas proteicas peritoneales por aumento de la permeabilidad peritoneal.

La anemia de la insuficiencia renal, debida al déficit en la producción renal de eritropoyetina, contribuye a la anorexia y mediante la corrección de la anemia con EPO aumenta el apetito. La reposición oral de hierro es ineficaz en estos pacientes debido a la disminución de la absorción intestinal, y se ha generalizado la reposición intravenosa. La EPO también puede poner de manifiesto defectos en ácido fólico, cuyos requerimientos están aumentados por pérdidas en el dializado, por lo que suele ser necesario suplementarlo. También se producen pérdidas de hierro durante la hemodiálisis, por quedar restos de sangre en el dializador.

La acidosis metabólica aumenta la degradación de aminoácidos se corrige mediante la administración oral de bicarbonato sódico. Su corrección adecuada mejora los parámetros antropométricos y disminuye la mortalidad.

La inflamación sistémica se asocia con frecuencia a malnutrición y arteriosclerosis, y sugiere que la inflamación crónica contribuye al desarrollo de aterosclerosis. Es frecuente la hipoalbuminemia y se debe al hipercatabolismo y a la acción directa de citoquinas inflamatorias sobre el hígado. La retirada de la causa puede lograr mejorías espectaculares del estado nutricional y de la respuesta a la eritropoyetina.

2.5.2 Nutrición en prediálisis

La restricción proteica en la insuficiencia renal moderada disminuye la progresión de la enfermedad renal, siempre que el paciente cumpla la dieta.

Se recomiendan dietas hipoproteicas moderadas (en relación con el consumo habitual en nuestra sociedad, que es hiperproteica), de 0,8-1 g/Kg/día, que se suplementan, si existe proteinuria, con 1 g de proteínas de alto valor biológico por cada gramo de proteínas perdidas en la orina.

Las dietas de 0,6 g de proteínas/Kg/día, con un 60% de proteínas de alto valor biológico y acompañadas del suficiente aporte calórico (40 kcal/kg/día) para garantizar la adecuada utilización del nitrógeno, contienen el mínimo de proteínas necesario para mantener el balance nitrogenado. Solo en pacientes con insuficiencia renal terminal que no son candidatos o que rechazan el ingresar en un programa de diálisis crónica estará indicado el restringir al máximo las proteínas, con el fin de retrasar el progreso de su insuficiencia renal y también para mitigar la sintomatología urémica.

Se requiere un alto aporte energético para un mejor aprovechamiento de las proteínas, por lo que se darán unas 30-35 Kcal/Kg/día (y hasta 40 Kcal/kg/día si se sigue una dieta hipoproteica estricta), con un 50-60% del valor calórico total en forma de carbohidratos, aproximadamente.

Frecuentemente estos enfermos presentan una hiperlipoproteinemia, con aumento de las lipoproteínas de baja densidad (LDL), de muy baja densidad (VLDL) y de los triglicéridos, debido a una actividad disminuida de las enzimas triglicérido-lipasa hepática, lipoproteín lipasa y lecitíncolesterol–acil–transferasa. En este caso hay que aumentar proporcionalmente el consumo de carbohidratos complejos.

La retención del fosfato procedente de la dieta condiciona un aumento del fósforo plasmático, y ello contribuye negativamente al hiperparatiroidismo y al deterioro de la función renal, por lo que conviene restringir su consumo a unos 5 – 10 mg/Kg/día. Como el principal aporte de fósforo son los alimentos proteicos, la sola restricción proteica supone una restricción de fósforo.

Asimismo, el fósforo se añade a muchos alimentos preparados que deben evitarse. Suele ser necesario utilizar quelantes del fósforo por vía oral. Con respecto al calcio, ya en esta fase presentan un déficit en la absorción intestinal del mismo por disminución de la vitamina D3. La suplementación de calcio está discutida porque podría contribuir a la calcificación vascular. Se debe suplementar vitamina D para mantener niveles de 25-OH-vitamina D >30 ng/ml.

El aporte de potasio debe limitarse, restringiendo las frutas e hirviendo varias veces las verduras (y tirando el agua de cocción), a niveles de unos 40-60 mEq/día se debe monitorizar estrechamente las cifras de potasio plasmático, evitando fármacos que las incrementen. En ausencia de HTA severa, el consumo de sodio se restringirá a unos 1.000-2.000 mg/día (RIOBÓ 2015: 4 – 9).

2.5.3 Nutrición en Hemodiálisis

Cuando el aclaramiento de la creatinina disminuye por debajo de 5 a 10 mL/min o la función renal presenta complicaciones como: hiperpotasemia grave, acidosis metabólica grave, sobrecarga de volumen; es necesario un tratamiento sustitutivo de la función renal como la diálisis.

El objetivo de la dieta en pacientes sometidos a hemodiálisis es la de controlar la ingesta de: proteínas, calorías, sodio, potasio, fósforo, calcio y líquidos.

- Es necesario restringir los *líquidos* para evitar la sobrecarga en el organismo. Se calcula el aporte de dietéticos de líquidos añadiendo 1000 ml al volumen urinario diario, con el objetivo de no incrementar el peso entre diálisis mas de 1 kg.
- Limitar el consumo de *sodio* de 60 a 120 mEq/día para evitar su ingesta excesiva y la retención de líquidos.
- Se debe controlar los niveles de *potasio*, pues existe la tendencia en éstos tipo de pacientes a la hiperpotasemia limitando su consumo de 60 a 70 mEq/día.
- La *ingesta calórica* adecuada previene el catabolismo corporal magro, siendo las necesidades de 35 a 50 kcal/kg/día similares a los que no son sometidos a diálisis.
- El *aporte proteico* debe ser suficiente para reponer los aminoácidos perdidos durante la diálisis y al mismo tiempo limitados, recomendándose un aporte de 1 a 1,2 gr/kg/día, siendo mas del 50% proteínas de alto valor biológico. En pacientes malnutridos se puede aumentar hasta 1,4 gr/kg/día.
- Los enfermos renales sometidos a diálisis suelen presentar hipertrigliceridemia e hipercolesterolemia. Para evitar esto se debe de evitar el consumo de alcohol, disminuir el consumo de *hidratos de carbono* y aumentar la proporción de *grasa* monoinsaturada y poliinsaturada, aumentando el ejercicio en la medida de lo posible.
- Es difícil controlar las cantidades séricas de *calcio y potasio* solo con dieta; por esta razón es necesario administrar suplementos de calcio y quelantes de fosfato como el *acetato cálcico o carbonato cálcico,* evitando quelantes de fosfato de aluminio.

- Los pacientes hemodialisados tienen tendencia a presentar carencias de *vitaminas hidrosolubles,* en especial la vitamina B_6 y ácido fólico, debido a su ingesta insuficiente y a las pérdidas durante la diálisis. Se debe se administrar suplemento diario de estas vitaminas. Generalmente no es necesario el suplemento de vitaminas liposolubles, aunque si se ve necesario la administración suplementaria de vitamina D.

- A menudo este tipo de pacientes presentan anorexia y requieren suplementos enterales con alto contenido calórico y/o proteico para mantener un nivel nutricional adecuado. Pero, en ocasiones el paciente continua perdiendo peso, pudiendo ser necesaria la NPT intradiálisis (MOREIRA 2015: 272).

2.5.4 Nutrición en Diálisis peritoneal

Consiste en la administración de soluciones hipertónicas a la cavidad peritoneal mediante un catéter para el intercambio entre la sangre y la solución, donde el elemento osmótico del líquido de diálisis es la glucosa; existiendo tres tipos de diálisis peritoneal: intermitente, continua ambulatoria y cíclica.

Las necesidades *calóricas* son inferiores en relación al paciente en hemodiálisis, debido al aporte calórico del líquido peritoneal, que puede favorecer a la presencia de obesidad. También puede dar la sensación de saciedad precoz debido al volumen intraabdominal del paciente en diálisis; siendo necesario la adecuación de la ingesta calórica para mantener el peso.

Los triglicéridos y colesterol suelen incrementarse en pacientes con diálisis peritoneal, principalmente por el aumento de la ingesta calórica y la absorción de la glucosa. Se recomienda moderar la ingesta de *hidratos de carbono* simples y *alcohol* para controlar la hipertrigliceridemia y el aumento de peso.

Es recomendable una ingesta de proteínas de 1,2 a 1,5 gr/kg/día para compensar las pérdidas proteicas.

En diálisis peritoneal se recomienda una ingesta de 90 a 120 mEq/día de *sodio*, siendo esta menos rígida. Es similar con el *potasio* limitándose de 60 a 70 mEq/día.

La restricción de líquidos no es necesaria, aunque en algunos pacientes puede ser a 2 litros día, previniendo formación de edemas. Las recomendaciones de *calcio y fosforo* son similares a lo sugerido en hemodiálisis.

Se aconseja el uso de complejos polivitamínicos que contengan vitaminas hidrosolubles en especial acido fólico (MOREIRA 2015: 274).

2.6   Métodos para evitar y tratar la desnutrición en diálisis

Se han utilizado diferentes aproximaciones para evitar y tratar la desnutrición en los pacientes de diálisis, que van desde los consejos dietéticos realizados por personal especializado a la utilización de suplementos orales y parenterales, adaptados en su composición a los requerimientos específicos de estos pacientes.

2.6.1   Medidas generales: consejo dietético y diálisis adecuada

En pacientes en diálisis peritoneal con un peritoneo altamente permeable, es recomendable la diálisis intermitente nocturna que disminuye las pérdidas proteicas, la sensación de saciedad por absorción continua de glucosa y la sensación de plenitud al tener la cavidad peritoneal vacía durante el día.

Una alternativa al día seco consiste en aconsejar al paciente vaciar el abdomen durante las horas de las principales comidas del día. Es también importante corregir la anemia mediante EPO y suplementos de hierro y ácido fólico, si es preciso.

2.6.2 Suplementos orales

Si un paciente presenta un mal estado general con riesgo de desnutrición debe implementarse suplementos, intentando adaptarlos a la dieta del enfermo. Éstos, deben de estar especialmente diseñados para pacientes con insuficiencia renal: alta densidad energética para limitar el aporte de agua, normoproteicos, con restricción de potasio, sodio y fósforo, ausencia de aluminio, enriquecidos con vitamina D y fólico.

2.6.3 Nutrición enteral

La nutrición enteral debe de emplear fórmulas similares a las ya descritas en el apartado dedicado a los suplementos orales.

2.6.4 Nutrición parenteral intradiálisis (NPID)

El alto flujo de la fístula para la diálisis permite considerarla casi como una vía central y ello nos permite poner una nutrición parenteral con osmolaridad elevada. Además, se aprovecha el tiempo que el paciente está dializándose para poner este tipo de nutrición.

Estudios han demostrado que la NPID puede mejorar el estado nutricional, mejorando la tasa de supervivencia; también se encontró que la NPID mejora la albúmina y el peso corporal.

2.6.5 Nutrición oral intradiálisis (NOID)

Pero a pesar de estar bien demostrados los efectos anabólicos de la NPID, estos parecen estar limitados al periodo de administración de la misma, sin que haya persistencia del anabolismo una vez que se ha parado la infusión.

2.6.6 Aporte de nutrientes mediante diálisis

La hemodiálisis con las soluciones habituales que contienen 200 mg/dL de glucosa, puede aportar hasta 400 Kcal en una sesión de hemodiálisis. En determinadas circunstancias se podrá incrementar la concentración de glucosa del baño a fin de incrementar el aporte de calorías.

La absorción de componentes del dializado contribuye aún más al estado nutricional de los pacientes con diálisis peritoneal. Los pacientes absorben entre 500 y 800 kcal/día en forma de glucosa, dependiendo de la pauta de diálisis y de la permeabilidad peritoneal, lo que puede suponer el 12-34% del total de calorías diarias. Cambiando la composición de las soluciones de diálisis peritoneal se puede obtener un efecto nutricional positivo

Soluciones basadas en glucosa. La cantidad de glucosa absorbida varía con la concentración de glucosa (desde 1,5% a 4,25%). La utilización de las bolsas hipertónicas (4,25%) debe evitarse en lo posible porque hay evidencias de que estas soluciones son nocivas para el peritoneo (pueden producir fibrosis peritoneal). Estas bolsas se utilizan para aumentar la ultrafiltración y no deben usarse para incrementar el aporte nutricional. En ocasiones el aporte de glucosa peritoneal puede llegar a ser un problema por favorecer la obesidad. En estos casos puede intentarse disminuir el aporte sustituyéndolas por soluciones de aminoácidos o de poliglucosa, un agente osmótico de pobre absorción.

Soluciones basadas en aminoácidos. Tiene 1.1% de aminoácidos. Se recomienda usar tan solo uno de estos cambios al día, coincidiendo con una de las comidas, a fin de aprovechar mejor los aminoácidos que se van a absorber, al tener un adecuado aporte calórico. Se absorben como media el 80% de los aminoácidos. La utilización de estas bolsas produce un acumulo de productos nitrogenados y tendencia a la acidosis, lo que limita su uso a un recambio al día. La tendencia a la acidosis puede requerir suplementos de bicarbonato sódico. Alternativamente se puede usar en asociación con otras bolsas de más contenido en tampón lactato. La dosis de diálisis debe ser adecuada para asimilar el exceso de productos nitrogenados.

Las bolsas con soluciones basadas en poliglucosa. ermiten disminuir la absorción de glucosa (un 50% menos de kcal absorbidas en un intercambio respecto a un intercambio de glucosa hipertónica de 8 horas), así como aumentar la ultrafiltración en intercambios prolongados.

2.6.7 Nutrición parenteral

La nutrición parenteral en pacientes en diálisis se puede administrar por vía periférica, como suplemento a la nutrición oral o enteral, o por vía central. Cuando se administra nutrición parenteral total hay que tener en cuenta que los líquidos de diálisis están diseñados para hacer un balance negativo de fósforo, potasio y magnesio, cuyo nivel debe ser monitorizado y se deben aportar los suplementos necesarios en la nutrición parenteral. Un problema adicional es la sobrecarga de volumen que implica una nutrición parenteral, que puede requerir ultrafiltración o diálisis diaria en pacientes en hemodiálisis. Un aporte incompleto de sodio producirá una tendencia a la hiponatremia que se corrige durante la diálisis. Un aporte mayor de sodio (120-140 mEq/L) puede precipitar un episodio de insuficiencia cardíaca, por lo que hay que vigilar de cerca la volemia (RIOBO 2015: 10 – 16).

CAPITULO 3

RECOMENDACIONES

3.1. Desarrollo de la Guía Nutricional para HD

3.1.1 Malnutrición e inflamación y Balance nitrogenado

Se asocian ambas a mal pronóstico donde la hiporexia y el hipercatabolismo son características comunes y frecuentes; la primera secundaria a la inflamación. Las causas son comorbilidades como: estrés oxidativo, pérdida de nutrientes a través de la diálisis, hiporexia, toxinas urémicas, elevación de citoquinas inflamatorias, sobrecarga de volumen, hiperfosfatemia, subdiálisis, entre otros. Esto origina un bajo índice de masa corporal, hipocolesterolemia, sarcopenia e hipocreatininemia, e hipohomocisteinemia, incrementando el riesgo cardiovascular. Dentro de ciertos límites, la obesidad, la hipercolesterolemia, el incremento de la creatinina y de la homocisteína jugarían un rol protector, asociándose a mejor pronóstico.

Valores normales

- Albúmina sérica: > 4 g/dl
- Prealbúmina: > 300 g/L
- BUN pre.diálisis: 60-100 mg/dl
- Creatinina: > 10 mg/dl
- Colesterol Total: 150–220 mg/dl

Intervención nutricional

Energía:

Repleción de peso: 35 a 45 Kcal/Kg peso ideal/día

Mantenimiento de peso: 30 a 35 Kcal/Kg peso ideal/día

Reducción de peso: 25 a 30 Kcal/Kg peso ideal/día

> *Obesidad II* (Evitar < 25 Kcal/kg peso ideal/día)

Proteínas: > 1,2 g/Kg peso ideal/día (50 a 60 % AVB)

H. de C: 50-60 % del Valor Calórico Total (VCT)

Lípidos: 25–35 % del VCT

3.1.2 Acidosis Metabólica

Es una afección en la cual hay demasiado ácido en los líquidos corporales. En HD se debe evitar la acidosis ya que está asociada a un mayor catabolismo proteico (proteólisis)

Valores normales

- **Bicarbonato:** > 22 mEq/lt
- **Rango normal:** 23 – 26 mEq/lt

Intervención nutricional

Una alimentación variada y equilibrada en minerales y vitaminas y con abundantes frutas y verduras y con un contenido moderado en grasas e hidratos de carbono simples lo ideal para evitar la acidosis alimentaria y mantener un buen estado de salud.

3.1.3. Hiperfosfemia

Es un trastorno hidroelectrolítico con una anormal elevación del nivel de fosfato en la sangre. A menudo, los niveles de calcio son bajos (hipocalcemia) debido a la precipitación de fosfato con el calcio en los tejidos. Se asocia con un hipoparatiroidismo y se ve comúnmente en la falla renal crónica.

En HD se debe mantener un adecuado balance óseo metabólico para prevenir el hiperparatiroidismo secundario.

Valores normales

- **Fósforo:** 3,5 - 5,5 mg/dl
- **Calcio:** 8,4 - 9,5 mg/dl
- **Producto Ca/P :** < 50
- **PTH intacta:** 150 – 500 pg/ml

Intervención nutricional

Fósforo: 8 – 10 mg/Kg peso ideal/día, al comienzo de la terapia dialítica.

En pacientes normofosfémicos se indica 10 mg/Kg/día hasta 17 mg/Kg/día sin exceder 1.300 mg/día. Es importante el aporte proteico, considerando la relación:

- 1g de proteína = 12 mg Fósforo.
- Calcio: 2.000 mg/ día, incluye el calcio obtenido a partir de los quelantes de fosfato

3.1.4. Hiperkalemia

Es un trastorno hidroelectrolítico que se define como un nivel elevado de potasio plasmático, por encima de 5.0 mEql/L.

Sus causas pueden ser debido a un aumento del aporte, redistribución o disminución de la excreción renal.

Valores normales

-   3,5 – 5,0 mEq/L

Intervención nutricional

Potasio: 70 -100 mEq/día ó < 2.500 - 3.000 mg/día, dependiendo de la función renal residual.

La técnica de desmineralización de los alimentos se realiza a través del remojo por 12h., y la doble cocción.

3.1.5. Hipervolemia e Hipertensión

Se conoce como hipervolemia al trastorno hidroelectrolítico consistente en un aumento anormal del volumen de plasma en el organismo. Ésta puede ser provocada por insuficiencia renal; y la hipertensión es una enfermedad crónica caracterizada por un incremento continuo de las cifras de la presión sanguínea por encima de los límites.

Valores normales

-   Sodio y Agua, depende de: Diuresis residual y PA, presencia o ausencia de edema, donde el aumento de peso no debe ser superior a un 2,5% de peso post HD por día, siempre que el paciente haya alcanzado su peso seco.
-   120 a 90 la sistólica y de 90 a 60 la diatolica.

Intervención nutricional

Aporte de sodio: < 2.400 mg/día o < 6g de NaCl/día

Líquido total: 800cc (pérdidas insensibles) + diuresis residual.

En anuria, ingesta total de líquido = 1.000cc/día.

Intervenciones Nutricionales para la prevención y tratamiento de la hipertensión:

1. Mantener un peso adecuado al sexo y edad, el 20 - 30% de la HTA se asocia a sobrepeso. Seguir dieta DASH, seleccionando frutas y verduras de bajo aporte de potasio y usar la desmineralización de alimentos.

3.1.6 Dislipidemia

Las dislipidemias o dislipemias son una serie de diversas condiciones patológicas cuyo único elemento común es una alteración del metabolismo de los lípidos, con su consecuente alteración de las concentraciones de lípidos y lipoproteínas en la sangre.

Valores normales

1. **Colesterol LDL (mg/dl)**

- <100 Óptimo
- 100-129 Cercano a lo óptimo
- 130-159 Límite alto
- 160-189 Alto
- ≥190 Muy alto

2. **Colesterol Total (mg/dl)**

- <200 Deseable
- 200-239 Límite alto

- ≥240 Alto

3. **Colesterol HDL (mg/dl)**

- < 40 Bajo
- ≥ 40 .Normal

4. Triglicéridos (mg/dl)

- <150 Normal
- 150-199 Límite alto
- 200-499 Alto
- ≥500 Muy alto

Intervención nutricional

- **Energía:** Ajustado para lograr o mantener el peso deseado. Total de calorías para mantener un peso ideal y prevenir ganancia de peso.
- **Proteínas:** aproximadamente 15 % del VCT
- **H. de C.:** 50-60 % del VCT, complejos, incluyendo granos enteros, frutas y verduras.
- **Lípidos:** 25-35% VCT
- **Grasas Saturadas:** < 7% del VCT
- **Grasas Monoinsaturadas:** hasta el 20% del VCT
- **Grasas Poliinsaturadas:** hasta el 10% del VCT
- **Ácidos grasos Trans:** < 1%
- **Relación poliinsaturadas-Saturadas:** 1:2
- **Relación Omega 6 - Omega 3:** 5:1
- **Efectos de los ácidos Omega 3:** Disminución de los triglicéridos plasmáticos, aumentar la sensibilidad a la Insulina, inhiben crecimiento de la placa de ateroma, aumento de la dilatación arterial, disminución de la presión arterial.

- **Fibra soluble:** 20 – 30 g/día
- **Vitaminas:** Ac. Fólico. 1mg/día; Vit. C:150mg/día;
- **Vit.E:** 400mg/día
- **Estanoles / Esteroles:** 2g/día
- **Isoflavonas:** 40 a 50 mg./día (Productos derivados de la Soya)
- **Aumento de la actividad física:** que contribuya a un gasto de aproximadamente 200 Kcal/día.

3.1.7 Anemia

Se define como una concentración baja de hemoglobina en la sangre, y puede relacionarse con diversas causas

Valores normales

- Ferritina : 200-800 mg/dl
- Saturación de transferrina: > 25%
- Hematocrito c/EPO: 30–33%
- Hemoglobina: 10 a 11,5 mg/dl

3.1.8 Sobrepeso y Obesidad

El sobrepeso y la obesidad se definen como una acumulación anormal o excesiva de grasa que puede ser perjudicial para la salud.

Valores normales

- Sobrepeso:
  IMC > 25 kg/mt2 adultos
  IMC > 28 kg/mt2 adultos mayores

- Obesidad en Adultos:

   IMC $\geq$ 30 kg/mt2 Obesidad leve

   IMC $\geq$ 35 kg/mt2 Ob. Moderada

   IMC > 40 kg/mt2 Obesidad severa

- Obesidad Adulto mayor

   IMC $\geq$ 32 kg/mt2 Obesidad

   IMC> 23 Enflaquecido

   IMC 23,1 -27,8 Normal

   IMC 28 -31,9 Sobrepeso

   IMC $\geq$ 32 kg/mt2 Obesidad

Intervención nutricional

Energía: 25-30 Kcalorías/Kg peso ideal/día (reducción de peso).

Evaluar estado nutricional mensual, según composición corporal determinando: contextura física, peso seco, masa muscular, masa grasa y % de grasa corporal.

Si el paciente está obeso, la meta a alcanzar será la pérdida de un 10% del peso real en 3 meses, con el objetivo de disminuir en un 60% los parámetros bioquímicos alterados y reducir en un 30% la circunferencia de cintura.

3.1.9 Diabetes y Enfermedad renal

Es un conjunto de trastornos metabólicos, cuya característica común principal es la presencia de concentraciones elevadas de glucosa en la sangre de manera persistente o crónica, debido ya sea a un defecto en la producción de insulina, a una resistencia a la acción de ella para utilizar la glucosa, a un aumento en la producción de glucosa o a una combinación de estas causas. También se acompaña de anormalidades en el metabolismo de los lípidos, proteínas, sales minerales y electrolitos

Diabéticos en HD, son pacientes complejos con comorbilidades asociadas que limitan su calidad de vida.

Valores normales

- Glicemia, plasmática capilar:
  Preprandial: 70-130mg/dl
  Postprandial (1-2h., después de haber comenzado a comer): <180 mg/dl
  Hemoglobina glicosilada: <7%

Intervención nutricional

- Dieta adaptada a la ERC-T, al estado nutricional, alteraciones digestivas y al fraccionamiento de la alimentación
- Proteínas: 15 - 20% del VCT
- >1,2 gr/kg peso ideal/día (60% de AVB)
- Hidratos de Carbono*: 45-65 % del VCT, complejos, incluyendo granos enteros, frutas y verduras.
- Lípidos: 25-30% VCT
- Saturadas: < 7% del VCT
- Colesterol: < 200 mg/día.
- Ingesta de pescados 2 porciones/semana, proporcionan ácidos grasos omega – 3

Días de Diálisis.

Durante el procedimiento de HD se remueven 26g de glucosa con un dializado sin glucosa y se absorben 30g con dializado con 180mg/dl de glucosa, lo cual indica que se programe una colación durante la sesión de HD que debe considerar al menos 25g de carbohidratos, preferentemente complejos.

Días de No Diálisis.

Respetar horarios y porcionamiento de alimentos (incluyendo 4 comidas y 2 colaciones).

3.2   Recomendaciones nutricionales para el enfermo renal

La dieta deberá ser individualizada según las necesidades del paciente.

Variada: que incluya alimentos de diferentes tipos con el fin de obtener todos los nutrientes necesarios.

Equilibrada: que aporte una cantidad adecuada de cada uno de los nutrientes que forman los alimentos.

Adecuada en energía: el perfil calórico se ajustara al recomendado, aunque en ocasiones habrá que aumentar el porcentaje de hidratos de carbono y disminuir el de proteínas

Ordenada: los alimentos deben distribuirse en 4 – 5 comidas diarias para distribuir entre ellas la ingesta proteica.

Adaptada: según valoración nutricional, al tipo de enfermedad renal de base y la fase en la que se encuentre: pre diálisis, hemodiálisis, diálisis peritoneal y trasplante renal.

Complementaria: con algún soporte nutricional de acuerdo a indicación.

Se debe prestar atención especial al Control de líquidos y a ciertos componentes de los alimentos como las proteínas, sodio, potasio, calcio y fosforo.

3.2.1 Alimentos recomendados

- Alimentos ricos en hidratos de carbono complejos (arroz, pasta de corte pequeño, papa sin cascara y cereales)
- Alimentos con grasa de origen vegetal (aceite de oliva, aceite girasol)
- Alimentos de proteínas de alto valor biológico (pescado sin cabeza sin cola, carne de pollo sin piel, carne de res (máximo 1-2 veces/sem) y preferentemente clara de huevo.
- El consumo de lácteos derivados descremados 2 a 3 veces por semana
- Evite la utilización de sal de mesa. Puede usar otras especias que darán sabor a sus platos y los harán más apetecibles.
- Controlar la ingesta de líquidos, los cuales se lograran conseguir, disminuyendo la ingesta sal, tome un par de rodajas finas de limón para estimular la salivación

3.2.2 Alimentos no recomendados

- Alimentos integrales por su elevado consumo en potasio y fosforo (arroz integral, pasta integral, leguminosas)
- Alimentos de hidratos de carbono simples (azúcar, miel, caramelos, bollería, pasteles, chocolates)
- Alimentos con grasa saturada (embutidos, huevos, lácteos enteros, mantequila)
- Alimentos con sodio elevado (embutidos, conservas, quesos, frutos secos, mariscos, bollería, incluso algunos tipos de agua mineral y refrescos gaseosas)
- Alimentos con mayor contenido de potasio

    Frutas cítricas (naranja, pomelo, mandarina)

    Kiwi, banana, durazno, damasco

    Espinaca, acelga, rábanos, soya, hinojo

    Orejones, pasas de uva, ciruelas negras.

    Pan negro, galletas de salvado, arroz integral

    Lentejas, porotos y garbanzos

Nueces, almendras, mani

- Los alimentos que contienen mayor contenido de fosforo son:
  Leche y yogur enteros
  Quesos maduros: frescos, menonita, de rallar.
  Chocolate, dulce de leche
  Lentejas, porotos, garbanzos, soja
  Nueces, almendras, mani
  Excesiva cantidad de carne (vacuna, pollo y pescado)
  Yema de huevo

Preparación de los alimentos:

- **Aconsejada:** plancha, horno, hervidas. Es conveniente aplicar la técnica de doble cocción, consiste en cambiar el agua a la mitad de dicha cocción y reponerla de nuevo hasta la cantidad necesaria. De esa manera se desecha el potasio que se ha solubilizado. O la técnica del remojo aplicándose el mismo durante 12 horas el alimento, cambiando el agua varias veces, con lo que conseguimos disminuir su contenido de potasio y sodio.

  Los alimentos congelados son útiles porque tienen menos cantidad de potasio

- **Limitada:** asados, ahumados, estofados y guisos.

- **Desaconsejada:** enlatadas, salazones, desecados, ahumados, escabeche, salmuera, curados, cubitos extractos de caldo, conservas con elevada cantidad de sodio.

Tabla 2

Recomendaciones generales dietéticas

Dieta	Síndrome nefrótico	Enfermedad Renal Aguda	Enfermedad Renal Crónica	Hemodiálisis	Diálisis Peritoneal
Energía (kcal/kg/día)	Niño 100 – 150 Adulto 35 – 50	Niño 50 – 75 Adulto 35 – 45	Adulto 35 – 50	35 – 50	25 – 35
Proteina (gr/kg/día)	0,8 – 1 70% proteínas de AVB	0,6 sin diálisis 1 – 1,5 con diálisis	FG mayor 25 ml/min No restringir FG menor 25 ml/min 0,6 (0,3 mas suplementos de aa)	1,1 – 1,4 Proteína de alto valor biológico	1,2 – 1,5
Hidratos de carbono	50 – 60%	50 – 60%	50 – 60%	50% Limitar si aumenta los triglicerido s o Colesterol	50% Limitar si aumenta los trigliceridos o Colesterol
Lípidos	30 – 35% AGS: 7% AGM: 10 – 14% AGP: menor 10%	30 – 35% AGS: 7% AGM: 10 – 14% AGP: menor 10%	30 – 35% AGS: 7% AGM: 10 – 14% AGP: menor 10%	30 – 35% Limitar si aumenta Colesterol	30 – 35% Limitar si aumenta Colesterol
Líquidos (ml/día)		No restrictivos salvo oliguria, edema o hiponatremi a	No restrictivos (en función de la diuresis)	1000 ml mas eliminación diaria de orina	Menos de 2 litros
Sodio (mEq/día)	60 – 90	60 – 90	60 – 90	60 – 120	90 – 120
Potasio (mg/kg/día)		30 – 50	40 – 70	60 – 70	60 – 70

		4 – 12	4 – 12	8 – 17	8 – 17
Fosforo (mg/kg/día)		4 – 12	4 – 12	8 – 17	8 – 17
Calcio (mg/día)	Suplementos si disminuye los niveles	Suplementos si disminuye los niveles	Suplementos si disminuye los niveles	Depende del nivel de suero 500 – 1000	Depende del nivel de suero 500 – 1000
Hierro (mg/dia)		10 – 18	10 – 18	Suplemento continuo	Suplementar en anemia

Fuente: MOREIRA 2015

CAPITULO 4

BIBLIOGRAFIA

MONTORO, J. (et al).

2014   Nefrologia, Hospital Universitario de Asturias. Asturias

FLORES, J. (et al).

2009   Enfermedad Renal Crónica: clasificación, identificación, manejo y
complicaciones. Revista medica de Chile. Santiago de Chile.

CARRACEDO, A. (et al).

2006   Insuficiencia Renal Crónica, en: *Tratado de geriatría para residentes.* SEGG.
Madrid.

MINISTERIO DE SALUD Y DEPORTES

2008   Epidemiologia de la Insuficiencia Renal Crónica Terminal en Bolivia, en: *Boletín
Informativo: Programa Nacional de Salud Renal.* Marzo. Año 2.

MINISTERIO DE SALUD Y DEPORTES

2008   Programa de prevención y control de enfermedades renales. Programa nacional
de salud renal. La Paz.

MOREIRA O, A,

2015   Enfermedad Renal. *en Nutriguía.* Panamericana. Madrid

OPAZO M, A.

2010   Guía Nutricional para hemodiálisis. Sociedad Chilena de Nefrología. Santiago de
Chile.

SEQUERA O, P.

2016   Trastornos del potasio. en <http://www.revistanefrologia.com/en-monografias-nefro logia-dia-articulo-trastornos-del-potasio-20> (20/03/17).

CARBAJAL A, A. (et al).

2013   Manual de nutrición y dietética. Universidad Complutense de Madrid. Madrid.

RIELLA C, MARTINS C.

2015   Nutrición y Riñón. Panamericana. Madrid.

LOPEZ, R.

2002   Nutricion y enfermedad. en *Manual practico de nutrición y salud.* Katedra Kellogs. Madrid.

RIOBÓ S, P. ORTIZ A, A.

2015   Nutrición en la Insuficiencia Renal. *en Nutriguía.* Frsenius Kabi. Barcelona

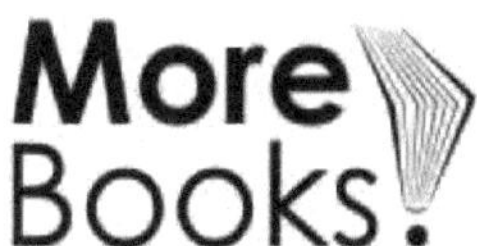

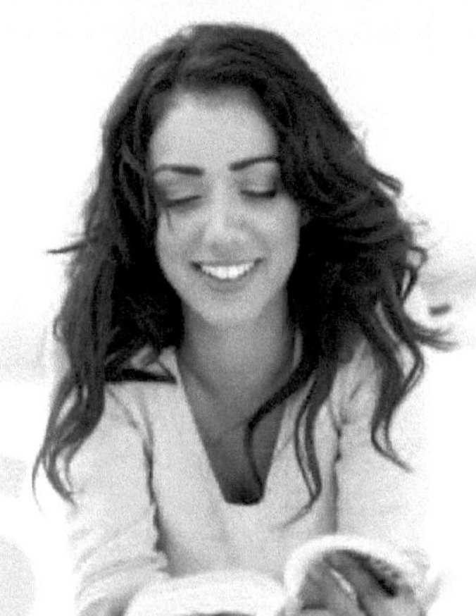

I want morebooks!

Buy your books fast and straightforward online - at one of world's fastest growing online book stores! Environmentally sound due to Print-on-Demand technologies.

Buy your books online at
www.morebooks.shop

¡Compre sus libros rápido y directo en internet, en una de las librerías en línea con mayor crecimiento en el mundo! Producción que protege el medio ambiente a través de las tecnologías de impresión bajo demanda.

Compre sus libros online en
www.morebooks.shop

KS OmniScriptum Publishing
Brivibas gatve 197
LV-1039 Riga, Latvia
Telefax: +371 686 204 55

info@omniscriptum.com
www.omniscriptum.com

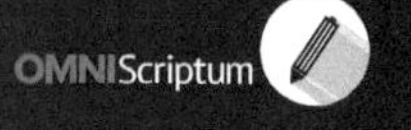

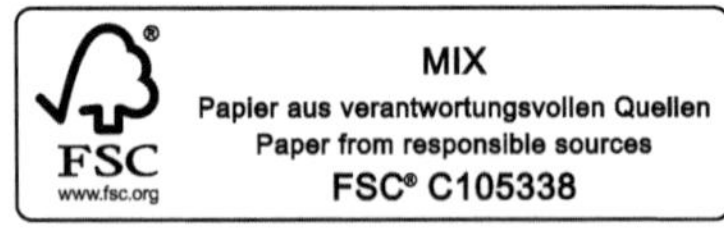

Printed by Books on Demand GmbH, Norderstedt / Germany